DU PROGRÈS

EN

THÉRAPEUTIQUE

PAR L'HOMOEOPATHIE

DEUXIÈME LETTRE

ADRESSÉE

EN RÉPONSE AU DOCTEUR PERRY

PAR

LE DOCTEUR AUDOUIT

EX-MÉDECIN DE LA MARINE MILITAIRE.

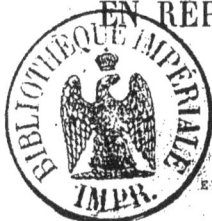

PARIS

CHEZ J.-B. BAILLIÈRE

LIBRAIRE DE L'ACADÉMIE IMPÉRIALE DE MÉDECINE

RUE HAUTEFEUILLE, 19

A LONDRES, CHEZ H. BAILLIÈRE, 219, REGENT-STREET

A NEW-YORK, CHEZ H. BAILLIÈRE, 290, BROADWAY

A MADRID, CHEZ BAILLY-BAILLIÈRE, 11, CALLE DEL PRINCIPE

1856

DU PROGRÈS
EN THÉRAPEUTIQUE

PAR L'HOMOEOPATHIE.

Monsieur et très-honoré confrère,

Je suis heureux de rencontrer en vous un de ces antagonistes, assez peu communs, il faut l'avouer, qui savent apporter dans un débat scientifique cette patience vis-à-vis de la critique et cette modération dans la riposte, qui devraient toujours caractériser les controverses du genre de celle que nous poursuivons.

C'est donc avec plaisir que je continuerai cette discussion, qui, maintenue dans les termes où elle se pose, ne sera peut-être pas sans utilité pour la science, et témoignera certainement, du moins, de notre zèle à la servir.

Croyant avantageux pour notre débat de n'y faire entrer que des points suffisamment précisés, j'en écarterai, pour le moment, cette question des doses dynamisées et massives que vous reconnaissez vous-même n'avoir pas encore assez élaborée. D'ailleurs, cette question, je crois, ne doit logiquement être débattue qu'après la solution de celle qui domine dans votre réplique, et qui se trouve presque entièrement exprimée par le passage suivant :

« Il y a donc, dites-vous, en dehors de la *loi des semblables*, la *loi des contraires*, et, en outre, d'innombrables faits qui n'appartiennent ni à l'une ni à l'autre, et qui attestent l'existence d'une ou de plusieurs autres lois thérapeutiques ; et, à moins, chose improbable, que nous ne parvenions par une étude plus attentive et par le progrès de nos connaissances à démontrer que tous ces faits, même les *contraires*, relèvent de la loi de *similitude*, nous serons conduits à admettre dessus de toutes ces lois, il en existe une universelle, absolue, qui les embrasse toutes et les relie dans une hiérarchie régulière dont la connaissance constituera la vraie science de la thérapeutique. »

Je ne me dissimule aucunement combien la question, ainsi posée, peut offrir de difficultés et d'écueils dans la recherche de sa solution. Mais, à mon sens, une controverse ne peut être vraiment utile que si l'on a le courage d'affronter les uns et d'aborder franchement les autres. Aussi ai-je l'intention d'aller droit au but.

A cet effet, et pour rendre le débat plus précis encore, j'ai cru devoir remplacer le titre sous lequel nous venons de nous répondre : *du Progrès en homœopathie*, par celui-ci : *du Progrès en thérapeutique, par l'homœopathie*. Vous verrez par la suite qu'indépendamment de la nature de vos conclusions, dont la portée générale me conduisait naturellement à la modification que je vous soumets, cette modification était nécessaire à plus d'un égard.

Je prévois bien que, si ce nouveau titre a l'avantage d'imprimer à notre débat une physionomie plus large et un caractère plus net, il semblera peut-être un peu prétentieux à ceux de nos confrères qui sont loin de voir une corrélation intime entre ces trois mots : *progrès, thérapeutique, homœopathie*.

Par bonheur, j'ai pour me justifier à leurs yeux un assez bon nombre d'autorités, entre lesquelles je choisis les deux suivantes, que nos adversaires ne récuseront pas, je me plais à le croire.

« Si cet art difficile (la thérapeutique) parvient à faire quelques pas parmi nous, dit M. Trousseau (1), nous aimons à constater que l'homœopathie n'y aura pas été tout à fait étrangère, par les principes généraux qu'elle a agités sur les rapports de la maladie et du médicament, et par ses essais de matière médicale pure. »

« La doctrine la plus générale qui existe, dit M. Marchal de Calvi, est la doctrine homœopathique.................... Cette

(1) *Traité de thérapeutique et de matière médicale*, Introduction, p. 68.

doctrine est imparfaite................. Telle qu'elle est, cependant, elle suffit à établir que Hahnemann fut un homme
de génie (1). »

Ces loyaux aveux, dont on tiendra compte à leurs auteurs
dans l'histoire de la médecine, font déjà pâlir la nuance de
prétention que, de prime abord, on aurait cru découvrir dans
mon titre. Mais je veux aller plus loin, et je dirai que non-
seulement nous sommes autorisés, même par des autorités qui
ne sont pas les nôtres en thérapeutique, et indépendamment,
bien entendu, de nos convictions personnelles, à établir une
intime liaison entre les idées représentées par ces mots :
homœopathie, thérapeutique, progrès; mais encore, que dans
l'état actuel de la science ces deux derniers mots : *progrès*
et *thérapeutique*, ne peuvent être accolés ensemble qu'à la
faveur du premier : *homœopathie*.

Pour qu'une chose progresse, il faut qu'elle existe. Or,
abstraction faite de la doctrine homœopathique, existe-t-il aujourd'hui le plus petit système à la faveur duquel les médecins, de ce que l'on nomme l'ancienne école, puissent conser-
ver une illusion? C'est à l'un des plus illustres membres de
l'Académie de médecine, à M. le professeur Malgaigne, que je
vais emprunter la réponse à cette question : *Absence complète
de doctrines scientifiques en médecine*, s'est-il écrié dans cette
fameuse discussion sur la révulsion qui vient d'agiter si pro-
fondément l'Académie, *absence de principes dans l'application
de l'art, empirisme pur partout : voilà l'état de la médecine* (2).»

En rappelant ici les paroles de l'honorable M. Malgaigne,
je ne cède point à un sentiment mesquin ou désobligeant.
Loin de là; je ne vois dans son exclamation que le cri d'un
honnête homme, l'appréciation courageuse d'un praticien
éclairé qui ne veut ni se bercer ni bercer les autres de chimères
trompeuses; une aspiration essentiellement humanitaire vers
un meilleur état de choses.

On sait que je pourrais multiplier les citations de ce genre,

(1) *De la révulsion, à propos de la discussion soulevée à l'Académie de médecine.*
(2) Séance du 8 janvier 1856.

mais celle-là me suffit pour répondre aux objections que l'on eût été tenté de m'adresser. Plût à Dieu qu'elle fût suffisante aussi pour inspirer à quelques-uns des confrères, qui nous repoussent ou nous injurient, ce simple raisonnement : que, puisque le progrès en thérapeutique est logiquement impossible avec les errements de l'ancienne école, il se trouve effectivement peut-être dans ceux de l'école nouvelle.

En attendant que leur arrive cette pensée, aussi bonne que simple, et qu'ils s'inclinent à leur tour, comme nous l'avons fait, devant les immuables principes de la doctrine proclamée par Hahnemann, travaillons sans relâche à rendre plus fécond encore, s'il nous est possible, pour nos successeurs, le champ que nous avons trouvé déjà si productif.

Aux conclusions que vous avez établies, j'oppose la suivante : la loi de *similitude*, *principe dominant* de la doctrine homœopathique, me paraît être cette loi générale qui suffira, quand elle sera mieux comprise, pour expliquer tous les faits de la thérapeutique, et en vertu de laquelle, par conséquent, cette partie de l'art de guérir pourra mériter le titre de science.

J'essayerai de vous le démontrer. Mais, avant d'aller plus loin, je crois indispensable de m'expliquer sur ces mots : *principe dominant* de la doctrine homœopathique.

Pour peu que ma première lettre vous soit présente à l'esprit, vous devez vous rappeler que j'avais également posé la loi de *similitude* comme antérieure et supérieure à toute opération systématique ou pratique de la doctrine homœopathique, et, dès lors, vous avez pu pressentir que l'œuvre de Hahnemann avait été pour moi l'objet d'un certain classement. Je voyais en effet déjà, et je persiste à voir dans cette œuvre deux faces bien distinctes : l'une, offrant tous les caractères d'une *méthode*, c'est-à-dire basée sur des faits réels, évidents, palpables, tirés de l'observation pure, et susceptibles d'être reconnus pour vrais dans tous les temps ; l'autre, au contraire, ayant pour fondement une conception physiologique, sujette à des interprétations très-différentes suivant les individus ou selon les progrès de la science : en un mot, un véritable *système*.

Je vais, en peu de mots, établir le caractère de ces deux éléments de la doctrine de Hahnemann et montrer combien il est urgent de distinguer l'un de l'autre.

Ayant reconnu l'incertitude de toutes les données thérapeutiques qui s'étaient succédé en médecine au grand détriment des malades, Hahnemann fut conduit à repousser comme fausse la loi des *contraires*, en tant que principe de thérapeutique, et à proclamer par conséquent la loi des *semblables*.

Mais, pour employer, d'après cette loi, les agents médicamenteux, il était indispensable d'en connaître les effets sur l'homme sain : de là l'*expérimentation pure*.

On sait, enfin, comment, guidé par sa bonne étoile, car il ne pouvait y avoir ici d'idée préconçue, il fit son admirable découverte de la *dynamisation* des médicaments.

Voilà pour la méthode. Elle n'est, comme on le voit, composée que de deux termes : *homœopathicité, expérimentation pure*. La *dynamisation médicamenteuse* en est le complément ; et, pour Hahnemann lui-même, toute l'homœopathie reposa d'abord longtemps sur ces trois bases. Je puis même ajouter que la *dynamisation* des médicaments ne lui semblait pas la condition *sine qua non* pour obtenir des guérisons véritables, puisqu'il cite comme telles, et pour montrer la vérité de son principe, une foule de traitements heureux pratiqués avec des doses massives (1).

Mais, en permettant à certains hommes de revêtir les ailes du génie, Dieu ne leur accorde pas toujours la faculté d'en modérer l'essor. Il est d'ailleurs de l'essence humaine de chercher l'explication des faits ; c'est pourquoi toute méthode enfante toujours un système, quand ce système ne l'a pas précédée.

Cette découverte, qui complète si heureusement la méthode de Hahnemann, et que l'on peut hardiment compter parmi les plus belles des temps modernes ; cette opération singulière qui, en multipliant à l'infini les atomes d'une substance médicamenteuse, développe une puissance curative, inconnue jusqu'alors comme fait, et qui de nos jours est encore à l'état de pro-

(1) *Organon*, chapitre des guérisons dues au hasard.

blème, relativement à son essence; la *dynamisation*, enfin, en révélant à Hahnemann cette *puissance* ou *force*, l'a conduit vers un ordre d'idées que l'on s'explique très-bien. Si, en effet, le résultat de la *dynamisation* est de développer une *force*, en même temps que disparaît, ou à peu près, la matière du médicament, il est à supposer que c'est principalement cette *force* qui agit. Mais sur quoi peut agir une force, considérée comme puissance immatérielle, si ce n'est sur une autre force de même nature? C'est donc sur la *force vitale* que l'on opère; et, puisque la puissance médicamenteuse, en agissant sur la *force vitale*, a rétabli la santé du malade, c'est que la maladie consistait essentiellement dans une perturbation de la *force vitale*. Voilà de l'interprétation, voilà du système.

A ce point de vue, la question change totalement. Le point d'arrivée devient le point de départ, le système domine la méthode, et le premier effet qui en résulte est l'interversion des termes de celle-ci; car les maladies étant supposées de nature *dynamique*, on doit, avant tout et logiquement, songer à les attaquer par une puissance *dynamique*. Ainsi le *dynamisme médicamenteux*, qui n'était pas indispensable pour démontrer la vérité du principe homœopathique, et qui ne figure qu'à titre de complément dans la méthode, en devient ici le premier terme; la loi de *similitude* et l'*expérimentation pure* n'occupent plus que le second plan.

On peut admettre à la fois la *méthode* et le *système*, c'est-à-dire toutes les conceptions d'Hahnemann; on peut aussi ne s'attacher qu'à la méthode et rejeter le système, ou encore renouveler vis-à-vis de la méthode hahnemannienne ce que firent les dogmatiques vis-à-vis de celle d'Hippocrate. En fait de système, chacun est libre d'adopter celui qui lui paraît le plus raisonnable, et même d'en créer un si bon lui semble. Mais je crois qu'en confondant sous une seule idée ce qui, dans la doctrine homœopathique, appartient à la méthode et ce qui constitue le système, on expose la première, sans bénéfice pour le second, à ces nombreux égarements dont l'histoire de la médecine a fourni de si nombreux exemples.

J'ai donc pensé qu'il était opportun d'établir ici cette distinction, afin que vous n'interprétiez mes paroles ni au delà ni en deçà du sens que j'ai l'intention d'y mettre.

Quand je dis que le progrès de la thérapeutique est contenu dans l'homœopathie, et l'homœopathie dans ces trois termes : *similitude, expérimentation pure, dynamisme médicamenteux,* je n'entends parler que de la *méthode;* et, si j'emploie quelquefois le mot *doctrine,* c'est parce que je suis convaincu que cette méthode est trop rigoureusement vraie pour ne pas reposer sur un ensemble de vérités dont l'interprétation exacte ne sera peut-être donnée que dans un temps fort éloigné du nôtre, mais qu'il nous est permis de supposer dès aujourd'hui.

Joignant l'application au précepte, et n'envisageant ici que la *méthode* homœopathique, je vais essayer, tout en vous répondant, d'exposer, comme il me semble qu'il doit l'être, le *principe dominant* de cette méthode : la *loi de similitude.*

« A ne l'envisager, dites-vous, que d'une manière générale, nous avons incontestablement le droit de la poser comme un *criterium,* qui détermine, d'une manière rigoureuse et précise, le rapport qui doit exister entre l'agent curatif et l'état pathologique. »

D'après ces quelques lignes, j'avais cru que nous allions nous entendre sans presque de débat, surtout en les rapprochant de cet autre passage de votre lettre où vous dites « qu'elle trouve partout son application, aussi bien aux lésions de sensation qu'à celles de fonctions ou de texture, aussi bien aux symptômes qu'aux maladies. »

A quel état pathologique, en effet, ne serait pas susceptible de convenir une loi qui, déterminant d'une façon rigoureuse et précise le rapport qui doit exister entre l'indication et la médication, pourrait s'appliquer aux lésions de sensation, de fonctions et de texture, aux symptômes, aux maladies?

« Mais, poursuivez-vous, dans l'application cette formule générale suffit-elle pour que l'on puisse établir toujours avec certitude ce rapport nécessaire de similitude? Offre-t-elle, dans ces termes un guide invariable au praticien? Il en serait ainsi, assurément, s'il n'y avait qu'une similitude possible entre le médicament et la maladie............ Mais il s'en faut que le rapport de similitude ait en homœopathie ce caractère absolu ; nous le voyons varier presque à l'infini, dépendre des appréciations individuelles, et, par suite, ouvrir dans la pratique un vaste champ à l'arbitraire. »

Ce n'est point seulement en homœopathie, vous répondrai-je, que le rapport de *similitude* peut varier presque à l'infini, et ce serait, je crois, l'apprécier très-inexactement que de vouloir le réduire à un type uniforme. La loi de *similitude*, au contraire, est peut-être la loi qui offre le plus de variétés dans les applications qui s'y rapportent.

Que de variétés, par exemple, entre tous les êtres qui composent la vaste échelle animale, depuis l'homme jusqu'aux zoophites ! Variétés anatomiques, variétés physiologiques, variétés embryogéniques. Conclurez-vous, de toutes ces variétés, à la restriction de la loi de *similitude*, en vertu de laquelle on a réuni tous ces êtres dans un même *règne*, le *règne animal ?* Distinction purement classique même, car cette loi de *similitude* relie si bien entre elles toutes les créations de la nature, qu'il en a fallu faire abstraction pour séparer les animaux d'avec les plantes, tant il y a de ressemblance entre les polypes et certains végétaux.

Dans un ordre plus restreint, et qui relève pourtant de l'une des sciences les plus exactes, voyez combien les rapports de *similitude* sont susceptibles de varier.

Voici, par exemple, deux triangles qui sont chacun d'une matière différente, mais dont les angles sont égaux entre eux ; ces triangles n'en sont pas moins *similaires*, ils sont en rapport de *similitude géométrique*.

Si, indépendamment de cette équation, ces deux triangles avaient leurs côtés *semblables*, il y aurait entre eux *similitude géométrique* et *similitude* dans la *forme.*

Si, au contraire, l'équation géométrique et la différence dans la matière restant les mêmes, vous ajoutez à celui des triangles composé de la matière la moins dense, une quantité assez considérable de cette matière pour équilibrer celle de l'autre, vous aurez fait disparaître la similitude dans la *forme*, et vous l'aurez remplacée par la *similitude en poids.*

De cet aperçu, qu'il me serait aisé d'étendre, il résulte que, si les rapports de *similitude* sont susceptibles de varier, dans quelque être ou dans quelque objet qu'on les examine, il ne faut pas être surpris de rencontrer cette variabilité dans leurs applications à la thérapeutique. Bien mieux, si cette loi de *similitude* n'avait qu'un type uniforme, ou, pour me servir de vos expressions, « s'il n'y avait qu'une *similitude* possible entre le médicament et la maladie, » le caractère de certitude qui pourrait en résulter diminuerait tellement les applications de cette loi, que, loin de la poser comme universelle, ainsi que je le fais, ou seulement supérieure à d'autres, ainsi que vous le dites, il faudrait la reléguer dans le coin le plus obscur de la thérapeutique.

Ainsi, et mettant de côté, pour rendre ma démonstration plus simple, toutes les conditions d'âge, de sexe, de tempérament, de constitution, etc., et réduisant tout ce que l'on doit envisager dans une maladie aux trois considérations de *cause*, de *nature* et de *forme*, quel est celui de ces trois éléments auxquels vous appliqueriez votre type uniforme de similitude?

Vous ne me répondrez certainement pas que ce type invariable s'adapterait à la fois aux trois éléments que je cite, car, si l'un des termes du rapport était uniforme, il faudrait que l'autre le fût aussi; ce qui conduirait à considérer comme une seule et même chose la cause, la nature et la forme d'un état morbide, sans parler de tout ce que j'ai mis de côté : conditions d'âge, de sexe, de constitution, etc.

Prendrez-vous la *causalité* pour terme du rapport, ou bien la *nature*, ou bien la *forme*?

Dans la première supposition, il faudrait renoncer à traiter toutes les maladies dont la cause nous échappe, et malheureusement ces maladies ne sont pas rares.

Dans la seconde, admettriez-vous en principe que, toutes les maladies étant de nature dynamique, il faut leur opposer avant tout un terme similaire de même ordre, ce que vous ne faites pas ni moi non plus, que cela ne devrait pas vous empêcher de tenir compte de la *cause* et plus souvent encore de la *forme*, sous peine de commettre les plus grandes fautes?

Dans la troisième supposition, c'est-à-dire en établissant uniquement votre rapport d'après la *forme* de la maladie, sans envisager la *cause* et la *nature*, vous arriveriez encore à des résultats fort incomplets.

Un exemple rendra ces propositions hors de doute.

Supposons un malade offrant tous les symptômes généraux d'un *ictère* : coloration jaune des tissus, trouble dans les fonctions digestives, abondance ou rareté des garde-robes, etc. Cela vous suffira-t-il? Oh! je suis bien certain que non. Vous vous informerez tout d'abord si cet *ictère* a paru graduellement ou brusquement; et, dans la première hypothèse, vous demanderez au malade s'il ressentait, plus ou moins de temps auparavant, des douleurs dans l'hypocondre droit, ou dans les poumons ou dans les intestins; s'il a rendu ou non des calculs; s'il a été atteint de quelqu'une de ces maladies qui ont pour effet d'altérer la composition du sang; toutes choses qui, vous éclairant sur la *cause prochaine* et sur la *nature* de la maladie, modifieront assurément le choix médicamenteux que vous eussiez fait en ne basant votre rapport de similitude que sur la *forme*.

Dans le cas où l'*ictère* aurait débuté brusquement, il vous faudrait rechercher s'il a été *causé* par une violente douleur physique ou par une profonde émotion morale; et, dans cette dernière hypothèse, il vous serait même indispensable de savoir s'il a succédé au chagrin, à la frayeur, à l'indignation, à l'humiliation, à la jalousie ou à la colère; ce qui déterminerait votre choix, dans ce rapport de *similitude par causalité*, entre la *fève de saint Ignace*, le *lycopode*, le *mercure*, l'*ipéca*, le *lachesis*, l'*aconit* ou la *noix vomique*.

De même qu'en établissant votre *rapport de similitude* d'après la *nature* de la maladie, vous eussiez administré, selon l'indication, l'*arsenic*, l'*antimoine*, la *belladone*, la *bryone*, la *pulsatille*, le *veratrum*, le *foie de soufre*, le *graphite*, etc.

Si la *cause* et la *nature* de la maladie vous échappent, ou, en d'autres termes, si l'affection dont je parle ne se traduit que par ses phénomènes généraux, par sa *forme*, ce sera d'après cette *forme* seulement que vous établirez votre rapport de similitude. Mais l'indication en sera-t-elle plus précise? Je ne le pense pas ; car vous pourrez hésiter entre plusieurs médicaments qui ont pour effet de colorer les tissus en jaune, de troubler les fonctions digestives et de faire varier le nombre et la nature des garde-robes, comme l'*aconit*, la *digitale*, le *fer*, le *mercure* et le *rhus toxicodendron*. Tandis qu'en réunissant les indications tirées à la fois de la *cause* et de la *forme* de la maladie, vous donneriez la *fève de saint Ignace* par exemple, de préférence à l'*aconit*, dans un *ictère* causé par le chagrin, et l'*aconit* de préférence à l'*ignatia* dans une jaunisse déterminée par un accès de colère.

En tirant vos indications de la *cause* et de la *nature* de la maladie, vous prescririez la *noix vomique* préférablement au *lachesis*, dans un ictère dont la cause prédisposante aurait été un engorgement du foie, et la cause occasionnelle un accès de colère, et le *lycopode* plutôt que le *graphite*, dans une jaunisse provenant de calculs biliaires et ayant été déterminée par un chagrin concentré.

Votre *similitude* sera donc d'autant plus complète que vous aurez embrassé dans votre examen plus d'éléments de diagnostic ; mais cela ne revient point à dire que l'agent *similaire* qui répondrait à ces éléments n'aurait avec eux qu'une sorte de similitude, puisqu'il offrirait au contraire un terme de *similitude* par rapport à la cause, un autre par rapport à la forme et un troisième par rapport à la nature de la maladie. J'omets encore ici les rapports de *similitude* tirés de l'âge, du sexe, du tempérament, etc.

Si vous dites que cette manière d'interroger les indications et d'y satisfaire par l'application de la loi de *similitude* n'est pas chose facile, je serai de votre avis. Je pense aussi comme vous que son résultat dépend beaucoup des appréciations, je devrais dire des aptitudes individuelles ; mais je ne suis plus de votre opinion quand vous pensez y voir de vastes concessions faites à l'arbitraire ; autant, du moins, que vous aurez voulu désigner par ce mot une action accomplie en dehors de toute loi.

Examinons maintenant la *similitude* considérée dans les agents médicamenteux ; nous allons y trouver un autre genre de variétés.

Ici nous nous rapprochons un peu; car j'admets comme vous des similitudes par *identité*, par *analogie*, par *spécificité*, par *électivité* et par *vitualité*. Mais je vais avoir le regret de ne plus partager vos idées, relativement aux conséquences qui découlent de ces nouvelles variétés de *similitude*.

« Entre toutes ces similitudes, dites-vous, qui peuvent descendre par une infinité de degrés depuis l'*identité* jusqu'à l'*analogie* plus ou moins incomplète, quelle règle fixera notre choix? » et vous pensez avec raison que je vais vous répondre, avec Hahnemann, que le remède le mieux approprié, le plus homœopathique, sera celui dont les symptômes connus ont le plus de ressemblance avec la totalité de ceux qui caractérisent la maladie. Je trouverais, en effet, difficilement une meilleure réponse à faire. Vous reconnaissez, vous aussi, cette définition comme excellente. Vous avouez que la pratique consciencieuse de l'homœopathie témoigne de la haute efficacité des médicaments qui peuvent être administrés dans ces conditions, et vous ajoutez que tous nos efforts doivent tendre à les réaliser. Mais, envisageant aussitôt la difficulté d'y parvenir, vous reculez tout de suite jusqu'à l'arbitraire; toujours par la même raison, c'est-à-dire faute de pouvoir arriver à ce type uniforme de *similitude* qui, je l'avoue, simplifierait considérablement la médecine, mais qui ne serait évidemment applicable qu'après avoir réduit à une seule indication toutes celles que nous avons à rechercher dans une maladie. Je crois vous l'avoir démontré; mais, si ce que j'en ai dit ne vous a pas paru suffisant, je vais achever de vous convaincre, en tirant de vos propres arguments la preuve irréfragable que, sous quelque point de vue que vous envisagiez l'application de la loi de *similitude* au traitement des maladies, ce serait conclure à l'impossible que de vouloir la réduire à un type unique.

« La similitude la plus complète, dites-vous, et qui réunit seule les conditions de certitude que je viens d'indiquer, est évidemment celle qui arrive au degré appelé par les uns *identité*, par les autres le *simillimum*, et par d'autres l'*isopathie*, et que l'on réalise en appliquant le principe ou la cause même de la maladie au traitement de celle-ci; en combattant, par exemple, les brûlures par le feu, les congélations par la glace, l'anthrax par le pus de l'anthrax, la variole par le virus varioleux, les symptômes mercuriels par le mercure, etc. »

J'aurais eu besoin d'un nouvel exemple pour étayer mon raisonnement, que je ne l'aurais pas mieux choisi; vous allez en juger. Quand vous traitez les brûlures par le feu, ou les congélations par la glace, quel rapport de *similitude* établissez-vous entre l'affection et l'agent médicamenteux? Un rapport de similitude par *causalité; c*'est clair. Mais, quand vous opposez le pus de l'anthrax à l'anthrax et le virus varioleux à la variole, agissez-vous en vertu d'un rapport de similitude absolument de même ordre? Est-ce avec la cause que le rapport se trouve établi? Je sais bien qu'on pourrait le soutenir, en reconnaissant comme cause d'une maladie tout ce qui la détermine matériellement. C'est fort bien; mais alors je vous dirai que l'anthrax ou la variole, que vous voudriez guérir avec le pus tiré d'un anthrax ou d'un bouton varioleux, auraient fort bien pu n'être pas occasionnés par du pus. La variole et l'anthrax n'éclatent pas toujours par contagion. Une alimentation mauvaise, l'habitat dans des lieux malsains, ou seulement des passions tristes, suffisent pour déterminer un anthrax. Quel rapport établir entre ce genre de cause et la médication dont vous parlez? Dans d'autres cas, la cause échappe tout à fait, ce qui détruit naturellement toute idée de rapport. Non; ce n'est point d'après la *cause,* ou, si vous voulez, ce n'est point seulement d'après elle, mais bien sur la *nature* de l'affection morbide, que le rapport de *similitude* se trouverait établi dans ce cas.

Dans le traitement des symptômes mercuriels par le *mercure,* les rapports de *similitude* sont encore plus variés. Ici, c'est bien le *mercure* administré primitivement qui a *causé* la maladie; mais, scientifiquement parlant, vous l'eussiez ignoré si les symptômes, autrement dit la *forme* morbide, ne vous l'eût pas indiqué; et, en employant le *mercure* pour combattre ces symptômes mercuriels, vous avez, de fait ou logiquement, établi un rapport de *similitude* par *nature* entre l'état morbide et l'agent médicamenteux. Il y a donc eu tout à la fois rapport de *cau-*

salité, rapport de *forme* et rapport de *nature*, triple variété de la *similitude* par *identité*.

Mais, me direz-vous, voilà précisément cette *similitude* complète qui offrirait seule un guide invariable; et, qu'elle s'adresse à la cause, à la forme ou à la nature de la maladie, ou à ces trois éléments à la fois, ce n'en est pas moins de la *similitude* par *identité*; donc la plus complète *similitude* est la *similitude* par *identité*. De là il n'y aurait qu'un pas à franchir, pour conclure à la supériorité absolue de ce cette espèce de *similitude*; il me semble même que vous l'avez franchi, en disant qu'elle *réunit seule des conditions de certitude.*

Permettez-moi de vous prévenir que, si petit qu'il semble, ce pas peut devenir l'occasion d'un saut très-périlleux. Car, s'il est quelques circonstances dans lesquelles l'espèce de similitude appelée par *identité* présente le rapport le plus complet, le plus certain, le plus homœopathique entre l'indication et la médication, il en est une foule d'autres dans lesquels cette *similitude* par *identité* vous ferait absolument défaut, et vous obligerait à recourir à la *similitude* par *analogie*, sous peine de renvoyer, sans y toucher même, les deux tiers au moins de vos malades.

Pour vous le démontrer, je ne sortirai pas de l'exemple que vous avez choisi. Soit donc une brûlure comme affection morbide, et le feu comme agent curatif. Voyons ce que l'on ferait avec ces deux termes de la similitude par *identité*. Si l'affection est simplement caractérisée par une rougeur plus ou moins vive, de la douleur et de la chaleur cuisantes, oui, l'action du calorique rayonnant va vous rendre ici de bons services. Cette action vous suffira peut-être encore si le mal, n'étant pas trop étendu, il n'y a que de la tuméfaction et quelques vésicules. Mais, dans le troisième degré de la brûlure, alors que les tissus ont été réduits en escarres, à quoi vous servirait-il d'approcher les parties du feu? Ce ne serait pas pour enlever la douleur; elle est dans ce cas à peu près nulle. Serait-ce pour faciliter l'élimination des escarres? Vous savez bien qu'il faut au contraire les respecter jusqu'à ce que le derme ait produit des bourgeons charnus. Votre agent *identique* devient donc au moins inutile, et le coton, par exemple, agent *analogue* à la cause, vaudrait, je crois, infiniment mieux.

Objecterez-vous que le coton, n'agissant ici qu'en vertu de la propriété qu'il partage avec beaucoup d'autres corps, de permettre l'accumulation du calorique, et la brûlure provenant d'une pareille accumulation, l'*identité* du rapport n'a pas complétement disparu? C'est vrai; mais vous êtes obligé déjà de substituer un rapport d'*identité* dans les effets au rapport d'*identité* dans les agents. Que deviendra donc ce rapport d'*identité* dans la cause si vous avez à combattre une brûlure du quatrième, et, pour abréger, du cinquième degré? Ce n'est point assurément d'après la cause que vous devez baser ici votre médication. De profondes escarres ont été produites, un engorgement énorme les accompagne presque aussitôt, une suppuration abondante va suivre de près. Qu'opposer à ce tableau très-réduit, mais suffisant pour caractériser les phénomènes extérieurs d'une brûlure au cinquième degré? Cet agent *analogue*, que je citais tout à l'heure, le coton, pourrait se présenter à votre esprit, si vous ne songiez qu'à combattre l'affection locale et à faire ce que l'on appelle de la médecine expectante. Mais, indépendamment de cela, vous vous empresseriez, sans doute, d'administrer à l'intérieur l'*arnica*, le *savon* ou l'*arsenic*, qui agiraient dans ce cas en vertu d'une similitude *spécifique;* et, si vous ne réussissiez pas, de la sorte, à prévenir une inflammation des membranes encéphaliques, ou des muqueuses pulmonaires ou des gastro-intestinales, vous auriez indubitablement recours à une médication dans laquelle le rapport de *similitude* par *identité* dans la cause, loin de vous servir de base unique, devrait être successivement et quelquefois simultanément remplacé par un ou plusieurs de ces rapports que nous énumérions tout à l'heure: rapports de *similitude* par *analogie*, par *spécificité*, par *électivité*, par *virtualité;* rapports établis suivant les cas, d'après la *cause* ou la *nature* ou la *forme* de la maladie, et susceptibles de varier encore selon les circonstances particulières au sujet.

Afin de rendre ce tableau, sinon complet, du moins un peu

plus parfait, je dois y joindre une autre espèce de *similitude*, pour laquelle je réclamerai le bénéfice du premier rang, tant à cause de son essence qu'en vertu de la sagacité particulière qui doit présider à son application.

Cette espèce de *similitude* consiste dans l'usage de moyens *analogues* ou *semblables* à ceux dont la nature se sert. Je l'appellerai, si vous voulez, *similitude imitative*.

Je dis *espèce* de similitude, parce que je n'établis en ce moment que deux sortes d'*espèces* dans les variétés de similitude; les unes tirées des indications morbides, ou *similitudes basiques;* les autres, fondées sur le choix des agents médicamenteux par rapport aux indications, ou *similitudes relatives.* Mais, si je créais une classification plus détaillée, je placerais cette *similitude imitative* dans un ordre à part et plus élevé que les autres, attendu que, si son rôle ne paraît pas absolument supérieur à celui de ses congénères sous un certain point de vue, il en est un autre d'après lequel elle s'identifie pour ainsi dire avec la loi elle-même, ou plutôt avec son application thérapeutique considérée en général.

Ainsi, lorsque nous administrons de l'eau tiède, par exemple, ou que nous pratiquons la titillation de la luette, comme le conseillait Hahnemann, pour aider au vomissement provoqué par une indigestion, que faisons-nous, si ce n'est usage de moyens *analogues* à ceux que la nature emploie? que sommes-nous, sinon ses imitateurs? La *similitude imitative* ne joue ici que le rôle de simple espèce.

Mais, jetant les yeux sur l'application générale de la loi de *similitude* au traitement des maladies, je vois cette imitation des procédés de la nature s'identifier tellement, comme je le disais tout à l'heure, avec le principe lui-même, qu'il serait impossible de concevoir l'un sans l'autre.

Quelle que soit, en effet, l'idée que l'on se fasse de la maladie, eu égard à la force vitale et à l'organisme, cette maladie se traduit par des symptômes. Or la loi homœopathique veut que l'on base la médication sur ces symptômes, qu'on se serve d'un médicament susceptible de provoquer des symptômes aussi *semblables* que possible à ceux par lesquels se manifeste la maladie ; n'est-ce pas suivre les indications de la nature, la prendre pour guide, l'imiter? Disons plus : c'est de l'imitation même de la nature que sort la doctrine homœopathique, c'est dans les guérisons opérées par la nature que Hahnemann trouve, ainsi qu'il le dit lui-même, « d'irrécusables preuves à l'appui de cette grande et unique loi thérapeutique *de la nature* : guérissez les maladies par des remèdes produisant des symptômes semblables aux leurs (1). »

Comment donc Hahnemann a-t-il pu s'écrier en parlant de la nature, qu'il traite alors de grossière : « Quel homme de bons sens voudrait l'imiter dans ses efforts conservateurs (2)? »

Il n'y a peut-être là qu'une apparence de contradiction ; mais, comme je n'ai dans ce moment ni à commenter ni à justifier Hahnemann, je vais vous expliquer ce que j'ai entendu dire en insinuant que l'application de la *similitude imitative* réclamait une sagacité particulière. Il n'est pas impossible, toutefois, que l'explication de mes paroles n'en soit une aussi pour les assertions, en apparence contradictoires, de notre illustre maître ; d'autant mieux que les lignes suivantes ne seront en partie qu'un reflet de quelques-unes de ses pensées.

Les symptômes d'un état morbide, symptômes que je considère comme des efforts de la nature, doivent être pour le médecin attentif l'objet d'une appréciation bien importante au point de vue de la pratique.

Quand la vitalité du sujet est énergique, et, par ce mot *vitalité*, j'entends exprimer les deux idées de force vitale et d'organisme ; s'il m'arrivait même d'employer seul l'un ou l'autre de ces deux derniers mots, veuillez comprendre que les deux idées qu'ils représentent seraient ici réunies dans ce mot ; quand, dis-je, le sujet est doué d'une vitalité énergique et que la maladie est bénigne, celle-ci cède bientôt aux efforts de celle-là. Comme le dit Hahnemann, *la force vitale a triomphé.*

Dans un état opposé, la lutte devient plus vive, et la force vitale peut subir des atteintes qui varieront depuis le trouble jusqu'à l'anéantissement.

(1) *Organon*, § 50.
(2) *Coup d'œil sur la médecine allopathique.*

Différents phénomènes pourront alors se manifester; les uns offrant un certain type qui permettra de reconnaître que dans ce désordre il y a encore de la régularité, que, par conséquent, la force vitale résiste normalement, pour ainsi dire, à la maladie qui l'obsède; les autres, désordonnés, tumultueux, souvent imprévus, mutilant le corps, comme le dit encore Hahnemann, tant à l'extérieur qu'à l'intérieur, et témoignant ainsi d'un tel dérangement dans la force vitale, que l'imiter alors dans ses aveugles procédés, ce serait absolument comme si l'on basait sa conduite sur les actions incohérentes pratiquées par un fou.

Quand on se trouve en présence du premier genre de symptômes, l'indication est précise en homœopathie : il faut employer un médicament susceptible de produire sur l'homme sain des symptômes analogues.

Quand, au contraire, un état morbide est exprimé par l'autre genre de symptômes, ce qui arrive surtout dans les maladies appelées chroniques, ce n'est plus de la similitude *imitative* qu'il faut faire ici, comme le pratiquent les allopathes, par une singulière application de notre loi, mais bien le plus souvent de la similitude *spécifique*.

Quelles exceptions pourraient donc infirmer sérieusement cette grande loi de *similitude*, aussi susceptible, en thérapeutique, de répondre à toutes les différentes variétés morbides qu'elle l'est, en histoire naturelle, de relier ensemble tous les individus d'un même règne et même des trois règnes?

Quand bien même les faits dont vous arguez relèveraient du principe des contraires, seraient-ils suffisants pour motiver l'adjonction de ce principe si souvent abandonné théoriquement et pratiquement par ses partisans les plus intrépides à cette loi majestueuse de *similitude* qui deviendra, je vous le prédis, sans pour cela me croire prophète, l'unique fondement de la thérapeutique? Mais c'est ici le moment d'examiner si ces faits contiennent réellement des arguments favorables à la loi des contraires.

Voici comment vous les formulez :

Est-il vrai qu'un homme, dont les extrémités sont roidies,

insensibles et presque glacées par le froid, peut les réchauffer
en les frictionnant avec de la neige? Est-il vrai qu'il peut les
réchauffer au moins aussi bien en les approchant avec ménage-
ment d'un bon feu?

Est-il vrai qu'on peut faire cesser promptement les douleurs
d'une brûlure et la guérir en l'exposant au rayonnement d'un
feu vif, en y appliquant de l'alcool chaud, ou bien au contraire
par l'emploi continué de l'eau froide ?

Est-il vrai qu'il y a des diarrhées que l'on peut arrêter soit
par un médicament homœopathique, comme l'ipecacuana ou
l'arsenic, soit par un agent ayant un effet contraire, tel qu'un
lavement contenant de l'opium ; et que réciproquement il y a
des constipations que l'on fait cesser par un médicament produisant la constipation, ou au contraire par des boissons, des
aliments ou des lavements plus ou moins laxatifs?

Vous ajoutez : « Il suffit de ces exemples vulgaires, qu'on
pourrait multiplier à l'infini, pour mettre hors de doute tout
à la fois la vérité du principe des contraires et de celui des
semblables. Mais, si ces deux principes sont vrais, le sont-ils
au même degré? » Et vous concluez un peu plus loin à la
grande supériorité du principe homœopathique sur le principe
des contraires.

A ce propos, je ne puis m'empêcher d'observer que si les assertions que je viens de reproduire s'étendaient à l'infini, elles
comprendraient naturellement tous les faits thérapeutiques, et
que si dans beaucoup de cas on pouvait guérir, au moins aussi
bien, par le principe des contraires que par la loi des semblables, je ne verrais pas trop en quoi consisterait la grande
supériorité de celle-ci sur celui-là? Mais laissons de côté la dia-
lectique, et ne nous attachons qu'aux faits considérés en eux-
mêmes.

A la première partie de votre première assertion : « Est-il
vrai qu'un homme, dont les extrémités sont roidies, insensibles
et presque glacées par le froid, peut les réchauffer en les frictionnant avec de la neige? » je ne puis répondre qu'affirmati-
vement; cette médication étant une des plus évidentes applications de la loi des semblables (similitude par causalité). Mais à

la seconde partie de cette proposition : « Est-il vrai qu'il peut
les réchauffer au moins aussi bien en les approchant avec mé-
nagement d'un bon feu ? » j'oppose la négative la plus formelle,
je dis la négative la plus formelle, parce que je pense bien
comprendre le sens que vous attachez ici au mot *réchauffer*.
Vous l'avez sans doute employé comme synonyme du verbe *guérir*. C'est, en effet, pour *guérir* et non pas pour *réchauffer* que
l'on réclame notre intervention dans ce cas ; c'est même pour
avoir voulu se *réchauffer* trop tôt en s'approchant du feu, que
beaucoup de malades atteints de congélation générale ou par-
tielle ont succombé ou ont été privés toute leur vie de quelques-uns de leurs membres ; ce qui, dans le sens propre du
mot *réchauffer*, serait un assez triste argument en faveur de la
loi des *contraires*.

C'est donc *guérir* qu'il me faut comprendre. Eh bien, je le
répète, non, vous ne guéririez pas un individu congelé totalement ou partiellement en l'approchant du feu, quelque ménage-
ment que vous y mettiez. Ce que vous feriez, je ne le deman-
derai pas à Hahnemann, qui pourtant a traité cette question
en termes si nets et si judicieux dans ses *Guérisons dues au
hasard* ; dans l'*Organon* ; dans son opuscule la *Médecine de
l'expérience*, et dans son travail intitulé *Trois Méthodes accré-
ditées de traitement*. Mais l'autorité de Hahnemann pourrait
être ici récusée, sinon par nous, du moins par certains de nos
lecteurs. Choisissons donc, pour trancher ce point, parmi les
auteurs allopathes les plus dignes de foi.

« On a vu des individus, dit Larrey, tomber roides morts dans
les feux des bivacs. Tous ceux qui s'en approchaient d'assez
près pour s'y chauffer les pieds et les mains gelés étaient frappés de gangrène dans tous les points où le froid avait anéanti
les propriétés vitales. » (*Mémoire de chirurgie militaire*, t. IV,
campagne de Russie, p. 135.)

« Dans le cas de mortification de quelque partie extérieure du
corps produite par le froid, poursuit-il un peu plus loin (*loc.
cit.*, p. 137), au lieu de soumettre cette partie à un foyer de
chaleur, ce qui provoque la gangrène....., il faut frotter l'endroit affecté avec des substances qui contiennent très-peu de

calorique..... La neige et la glace sont les substances auxquelles il faut avoir recours, en ayant la précaution d'en faire une application relative. Les frictions sèches conviennent aussi beaucoup, et surtout l'éloignement des foyers de chaleur plus ou moins considérable. »

Comme les mots *pieds* et *mains gelés* et *mortification*, employés ici par Larrey, pourraient faire supposer, à tort, il est vrai, que les cas dont il entend parler ne ressemblent point à ceux que vous avez désignés par ces expressions : « Extrémités roidies, insensibles et presque glacées, » je vais emprunter deux autres citations à l'inventeur immortel, à plus d'un titre, des *ambulances volantes*.

« Pendant les trois ou quatre jours, extrêmement froids, dit-il (*Op. cit.*, t. III, p. 61, campagne de Pologne), qui précédèrent la bataille d'Eylau, et jusqu'au deuxième jour après la bataille, pas un soldat ne s'était plaint de quelque accident dépendant de la congélation ; néanmoins, nous avions passé ces journées et une grande partie des nuits des 5, 6, 7, 8 et 9 février dans la neige et sous les frimas les plus rigoureux..... La température s'élève tout à coup dans la nuit du 9 au 10 février, de manière que le mercure était monté à 3, 4 et 5 degrés au-dessus de zéro..... Dès ce moment, il se présenta un grand nombre de soldats de la garde et de la ligne qui se plaignaient de douleurs vives dans les pieds, d'engourdissement, de pesanteur et de fourmillement incommode dans les extrémités... Tous ceux de ces malades qui purent se rendre dans la ville ou aux feux des bivacs pour se chauffer furent les plus maltraités ; fort heureusement, le plus grand nombre suivit les conseils de mes confrères et les miens. Nous leur fîmes faire aussitôt des frictions avec de la neige, et successivement des lotions avec de l'eau-de-vie camphrée, qui prévinrent la gangrène chez ceux où elle ne s'était point encore développée, tandis qu'elle s'était déclarée presque tout à coup chez ceux qui s'étaient exposés à l'action du feu. »

Dans un autre endroit (1), Larrey dit encore : « Ceux de nos

---

(1) *Mémoires de chirurgie militaire*, campagne de Russie, t. IV.

compagnons qui avaient contracté la bonne habitude de marcher étaient moins en danger. L'exercice habituel prévenait l'engourdissement des membres, entretenait la calorification et le jeu des organes, tandis que le froid, saisissant les individus portés sur des chevaux ou des voitures, les jetait bientôt dans un état de torpeur et d'engourdissement paralytique qui les portait à s'approcher d'autant plus des feux de bivac qu'ils ne sentaient pas les effets de la chaleur sur les parties gelées ; c'est ce qui provoquait la gangrène, *dont j'ai eu le bonheur de me préserver en marchant continuellement à pied, et en me privant entièrement du plaisir de me chauffer.* »

Ainsi, d'après la première citation, de simples phénomènes « d'engourdissement, de pesanteur et de fourmillement incommode dans les extrémités » étaient tout d'un coup suivis de gangrène quand les individus qui ressentaient ces phénomènes s'approchaient du feu ; et, d'après la seconde, Larrey pensait que la gangrène pouvait se déclarer, à l'approche d'un foyer de chaleur, chez ceux-là mêmes qui prévenaient par la marche l'invasion des premiers phénomènes morbides dus à l'action du froid.

Enfin, dans un autre passage, Larrey conclut nettement des mauvais effets du calorique dans la congélation, que l'axiome *contraria contrariis curantur* n'est pas toujours vrai. (*Op. cit.*, t. III, campagne de Pologne, 61.) Cette conclusion, comme vous le voyez, est tout à fait l'opposé de la vôtre.

Je pourrais vous citer d'autres auteurs qui, sans avoir l'autorité de Larrey, n'en sont pas moins dignes de créance : Dufour et Bigueur, par exemple ; le premier, chirurgien aux armées des Alpes et de l'Italie sous le Consulat ; l'autre, chirurgien au 131ᵉ régiment de ligne, pendant cette campagne de Russie qui, malheureusement pour nos pauvres soldats, a fourni à Larrey des occasions si nombreuses d'étudier la congélation. Jauffret, encore, chirurgien aide-major à la première légion des Côtes-du-Nord, et que deux années de captivité en Russie ont mis à même d'examiner la question sous toutes ses faces, ainsi qu'il l'a montré dans sa thèse inaugurale. (*De l'influence du froid sur l'économie animale.* Paris, 1821.) Tous ont reconnu que la

neige et la glace étaient les moyens par lesquels on devait com-
mencer le traitement de la congélation, et qu'en débutant au
contraire par des applications chaudes, on provoquait des effets
funestes. Hippocrate le savait bien aussi, comme on peut le
voir par ce passage de son traité *de liquidorum Usu* : « *Jam vero
etiam quibusdam pedes perfrigerati deciderunt ex calidæ affu-
sione.* »

J'aurais le droit de me borner à ces témoignages émanés
d'autorités si compétentes et basés sur des faits si irrécusables.
Mais, comme il me faudra tout à l'heure aller au delà des
faits pour résoudre votre seconde proposition ; comme, d'un
autre côté, cette médication de la congélation par le *froid*
n'a jamais été expliquée d'une façon bien satisfaisante; comme,.
enfin, elle me paraît contenir un argument péremptoire en faveur des principales bases de la doctrine homœopathique, je vais
en quelques mots examiner théoriquement cette médication.

Aux yeux du vulgaire et peut-être même pour beaucoup de
médecins, les lésions de tissus qui accompagnent l'une des plus
redoutables phases de la *congélation* sont des phénomènes
produits par le *froid*. Eh bien, c'est une erreur. Ces différents
symptômes, qui varient d'intensité depuis le prurit et la rougeur jusqu'au sphacèle du membre, ne sont point déterminés
par le *froid*, mais bien par la *chaleur;* que cette chaleur soit
ambiante à l'individu, comme celle de l'atmosphère ou d'un
foyer, ou bien qu'elle soit produite par l'individu lui-même au
moyen de ce phénomène que l'on désigne sous le nom de
réaction de l'organisme.

Jusqu'ici je n'avance rien d'entièrement nouveau, car on sait
que Larrey a dit et prouvé dans plusieurs endroits, et notam-
ment dans l'un des passages que j'ai cités tout à l'heure, que la
gangrène par congélation ne se produisait qu'à l'approche
d'un foyer de chaleur, voire même, ainsi qu'en témoigne le
passage auquel je fais allusion, par une simple élévation de
température.

C'est ce qui résulte encore de ces éloquentes, mais bien tristes
paroles, prononcées par Desgenettes dans la séance publique
de la Faculté de médecine de Paris, le 7 novembre 1814 :

« Nous avons vu, disait cet éminent praticien, des hommes marchant avec toute l'apparence de l'énergie musculaire la mieux prononcée et la mieux soutenue se plaindre tout à coup qu'un voile couvrait incessamment leurs yeux. Ces organes, un moment hagards, devenaient immobiles; tous les muscles du cou, et particulièrement les sterno-mastoïdiens, se roidissaient et fixaient peu à peu la tête à droite ou à gauche; la roideur gagnait le tronc; les membres abdominaux se fléchissaient alors, et ces hommes tombaient à terre, offrant, pour compléter cet effrayant tableau, tous les symptômes de la catalepsie ou de l'épilepsie. »

Voilà, certes, des effets bien prononcés de l'action d'un froid intense, puisque tous les soldats frappés ainsi ne se relevaient plus; et cependant la gangrène ne se manifestait pas. C'était une mort par l'action directe du froid, une mort par asphyxie pulmonaire, et non point par congestion cérébrale, comme l'ont prouvé les nécropsies faites par le docteur Jauffret de quatre soldats russes trouvés gelés près de la Narwa; nécropsies qui ont dénoté un engorgement sanguin très-prononcé des poumons et des ventricules du cœur, surtout du ventricule droit; un engorgement de même nature des veines et des sinus du cerveau, mais aucun épanchement ni dans les ventricules, ni à la base du crâne, ni dans la substance cérébrale.

Mais, à la moindre approche d'un foyer de chaleur, la scène morbide changeait de nature, ou se compliquait affreusement, comme on va le voir par la suite des paroles de Desgenettes. « Sourds à tous les conseils, ne raisonnant plus, entièrement dominés par la sensation actuelle, officiers, soldats, tous se précipitaient autour des granges incendiées; mais bientôt, frappés d'une apoplexie foudroyante, ils tombaient dans ce même feu auprès duquel ils croyaient trouver leur salut. D'autres, agités de mouvements convulsifs, devenus tout à coup furieux, s'y précipitaient d'eux-mêmes. De tels exemples ne servaient à rien; ces malheureux étaient bientôt remplacés par d'autres; leur sort était envié. A l'aspect de ces cadavres brûlés, à l'insensibilité, au peu d'étonnement que causaient de pareilles scènes, on aurait cru voir des barbares accoutumés à des sacrifices humains. »

Dans ces derniers et bien pénibles exemples, la congestion cérébrale causée par la chaleur était venue compliquer l'asphyxie pulmonaire, et, si la mort n'eût pas été si prompte, il se fût développé sur les tissus extérieurs ces phénomènes de gangrène que nous avons rappelés plus haut.

Il n'eût même pas été nécessaire que les individus se fussent approchés d'un foyer de calorique rayonnant, comme on le vit par le douloureux exemple du pharmacien en chef Sureau, dont les membres engourdis se tuméfièrent énormément après un séjour de quelques heures dans une chambre chaude, et qui expira sans pouvoir articuler un seul mot d'adieu.

Dans son remarquable ouvrage sur le *froid* (1), le docteur Lacorbière montre clairement la différence qui existe entre l'action du froid bornée à ses effets primitifs et celle des effets de réaction. Et, ainsi qu'on pourra s'en convaincre, ces effets de la réaction propre de l'organisme ne diffèrent en rien des phénomènes causés par la chaleur sur des parties congelées. La chaleur ne fait autre chose ici que de brusquer la réaction vitale.

« L'action du froid, dit-il, du moins lorsqu'il est violent, est différente, on pourrait même dire opposée, suivant qu'il est généralement ou localement appliqué. Dans le premier cas, sous l'influence d'un bain froid général prolongé, par exemple, le corps éprouve un resserrement universel, il diminue de volume ; la peau, rouge et injectée, pâlit et se rétracte ; la respiration et la circulation, d'abord précipitées, sont rares et enchaînées ; il survient un frisson spasmodique, suivi de tremblements convulsifs qui ne tarderaient pas à être mortels si l'expérimentateur ne se hâtait de sortir de l'eau. Dans le second cas, au contraire, lorsque le froid n'agit que localement sur une petite surface, il produit, *secondairement sans doute*, mais instantanément, de la stimulation, et, s'il est violent, il peut enflammer et causer même l'effet d'un rubéfiant ou d'un escarotique. »

---

(1) *Traité du froid*. De son emploi intus et extra. Paris, 1859.

Comme je transcrivais ces lignes, un journal allopathique (1) m'apportait un nouveau témoignage de l'analogie qui existe entre les résultats de la réaction inflammatoire *normale* et ceux de cette réaction provoquée par la chaleur sur des parties congelées. Ce témoignage est de M. le docteur Lorain, médecin aide-major au 9ᵉ régiment d'infanterie, au camp de Hadi-Koï, et résulte des observations qu'il a faites en Crimée pendant l'hiver 1855-56.

« Dans la première phase, dit M. Lorain, les parties atteintes sont le siége d'une douleur vive qui peu à peu fait place à de l'engourdissement ; ces parties rougissent, se gonflent, et perdent de leur élasticité. Si le froid est très-intense et continu, la sensibilité disparaît entièrement ; les tissus, rouges au début, deviennent pâles, blafards, se racornissent et perdent toute apparence de vitalité. »

Ce sont là les effets directs ou primitifs de l'action du froid. Mais, quand arrivera la réaction, que cette réaction soit déterminée par la seule force de l'organisme ou qu'elle soit stimulée par l'application de la chaleur, les parties congelées présenteront, comme va nous le dire M. Lorain, tous les phénomènes qui caractérisent les brûlures.

« La dernière période, poursuit-il, est caractérisée par la réaction inflammatoire. Elle s'annonce par de la cuisson, des fourmillements, des douleurs pulsatives ; la peau devient chaude, très-sensible au toucher ; au bout d'un temps variable, elle se couvre de phlyctènes remplies d'une sérosité limpide. Si cette réaction a quelque intensité, la fièvre s'allume, la circulation s'accélère, la peau devient chaude, la soif ardente ; en un mot, la maladie présente à cette période la *conformité la plus grande* avec la brûlure à tous ses degrés, depuis la simple rubéfaction jusqu'à l'escarre profonde et la destruction totale des parties affectées. »

Cette identité se conçoit parfaitement, car ce n'est autre chose qu'une *brûlure* dans toute l'acception du mot, c'est-à-dire le résultat d'une application de la chaleur qui, dans des

(1) *Gazette des Hôpitaux*, numéro du 19 avril 1856.

cas de ce genre, produit des désordres à doses d'autant plus faibles, que la résistance des tissus est moins considérable.

Voilà comment Larrey concevait la congélation, et comme il est aisé de la concevoir avec lui, d'après les faits que je viens de rapporter. Mais, si Larrey a été le promoteur de cette vérité : que ce n'est pas le *froid*, mais bien la *chaleur* qui détermine tous les phénomènes vésicants et escarrotiques que subissent les tissus dans la *congélation*, il faut avouer qu'il n'en a pas tiré des déductions thérapeutiques très-exactes; car autrement il n'eût pas dit « que le traitement de la congélation infirmait la loi des *contraires*. » Loin de là; puisque les accidents de la congélation sont provoqués par la chaleur, on semble bien rendre hommage à ce principe en traitant ces accidents par la neige et par la glace.

On semble, c'est possible, mais en réalité l'on fait tout autrement. Quoique ces expressions de *glace* et de *neige* indiquent l'idée de froid pour le vulgaire, nous savons bien que ces corps contiennent une certaine quantité de calorique et qu'ils sont même très-chauds relativement, par exemple, à un mélange d'*acide azotique* et de *phosphate de soude*, qui donne un abaissement de température de vingt-neuf degrés au-dessous de zéro. Tout se réduit donc à savoir si, dans le traitement de la *congélation*, la glace et la neige agissent par le *froid* qu'elles causent ou par le *calorique* qu'elles contiennent.

Si la neige et la glace agissaient ici en vertu de leur qualité de *froid*, le *calorique* qu'elles renferment serait évidemment un obstacle, et l'on aurait beaucoup plus d'avantage à se servir d'un de ces mélanges réfrigérants que l'on peut aujourd'hui graduer à volonté. Dans cette hypothèse encore, il serait rationnel de maintenir le froid au même degré, et même de l'abaisser successivement à mesure que les parties recouvreraient leur vitalité. Or c'est tout le contraire que l'on fait; quand la réaction commence à s'établir, on élève aussi insensiblement que possible ce degré thermométrique avec lequel on a commencé la médication. On emploie, comme le dit Larrey, *des substances qui contiennent très-peu de calorique... dont on fait une application relative.* Des quatre ou cinq degrés de calorique contenus dans la neige ou la glace, on passe ou l'on essaye de passer graduellement à six, sept, huit, neuf, dix, onze, douze, etc., degrés de *chaleur*, jusqu'à ce qu'enfin les parties congelées puissent supporter la température du lit, température qui, dans le principe, eût amené les plus pernicieux effets.

Ainsi l'on établit là progressivement des rapports de *similitude* par *identité* dans la *cause*, dans la *nature* et dans la *forme* de la *maladie*; c'est là chaleur et ses effets combattus les uns par les autres, c'est-à-dire une des plus manifestes applications du principe de la doctrine homœopathique. De plus, comme l'expérience a démontré les mauvais effets d'une trop forte dose de calorique sur des parties congelées, on emploie cette dose de chaleur véritablement homœopathique, contenue dans la glace et dans la neige; suivant en cela, très-innocemment, à vrai dire, l'un des préceptes de Hahnemann, et cet autre précepte formulé par Broussais, que « la stimulation doit être renfermée dans de certaines limites, mesurée suivant l'énergie, la force de résistance, de réaction de l'organisme ou des tissus stimulés. »

Votre seconde proposition, quoiqu'il me faille maintenant peu de mots pour la résoudre, va me fournir l'occasion de compléter cette théorie.

« Est-il vrai, dites-vous, qu'on peut faire cesser promptement les douleurs d'une brûlure et là guérir en l'exposant au rayonnement d'un feu vif, en y appliquant de l'alcool chaud, ou bien, au contraire, par l'emploi continué de l'eau froide?»

Oui; tout cela est vrai : l'emploi continué de l'eau froide peut faire cesser les douleurs d'une brûlure des premiers degrés et la guérir, comme le ferait l'action du calorique. Mais ces deux traitements sont-ils opposés, comme vous le dites : l'un appartenant à la loi des *contraires*, et l'autre à la loi des *semblables*? Vous l'affirmez. — Je le nie.

Examinons cela.

Quand vous traitez une brûlure par le calorique rayonnant, ou bien, ce qui rendra ma démonstration plus frappante encore, par l'application du coton cardé, vous ne faites autre chose que permettre l'*accumulation du calorique* sur l'endroit malade. Dans ce cas, et pour les yeux les moins clairvoyants, la médication est essentiellement homœopathique : traitement de la chaleur par la chaleur.

Quand vous employez l'eau froide, l'homœopathicité de la médication n'est sans doute pas aussi manifeste, mais, en y regardant d'un peu plus près, vous ne tarderez peut-être pas à la reconnaître.

Pour cela, veuillez vous rappeler :

1° Qu'une partie atteinte de brûlure devient le siége d'une chaleur au moins égale à celle du flegmon, que l'on estime à quarante-deux degrés;

2° Que cette chaleur, ainsi que le dit M. Magnin de Grammont, ne cesse point avec l'action du feu;

3° Que les tissus qui, dans leur état normal, sont insensiblement influencés par l'action de l'air ambiant, éprouvent au contraire, quand ils viennent d'être le siége d'une brûlure, une stimulation très-vive dans ce milieu;

4° Que, pour faire cesser la douleur qui en résulte, il suffit de recouvrir avec du coton la partie brûlée, ou de l'exposer à l'action du calorique, ce qui montre que l'air ne provoquait de la douleur que parce que le calorique accumulé dans la brûlure se dissipait trop brusquement à l'air libre.

5° Que, si l'on applique sur une brûlure une couche de coton trop épaisse ou qu'on l'approche d'un foyer trop ardent, la douleur se réveille aussitôt parce qu'il s'y produit alors une trop grande accumulation de calorique;

6° Que le même effet a lieu quand on plonge un membre brûlé dans de l'eau tiède;

7° Enfin, qu'une eau froide baignant une partie brûlée s'échauffe rapidement, ce qui prouve que cette partie dégage, en effet, une grande quantité de calorique.

De ces propositions, toutes basées sur l'expérience, il me semble que l'on peut déjà conclure que *l'accumulation du calorique* dans une partie brûlée joue véritablement un grand rôle dans la guérison.

Mais ce n'est pas tout; je veux vous démontrer que cette accumulation de calorique dans la brûlure est le seul et unique agent de la guérison ; autrement dit que, quel que soit l'agent dont on se serve, coton, chaleur rayonnante ou eau froide, l'on ne guérit une brûlure que par le moyen de la chaleur.

Nous le reconnaissons pour le coton et pour le calorique rayonnant, il ne me reste donc plus qu'à vous le faire accepter pour l'eau froide.

Procédons ici par hypothèse. Si dans le traitement de la brûlure par l'eau froide la guérison n'a pas lieu au moyen du calorique qui s'accumule dans la partie brûlée, ce sera, comme on l'a dit jusqu'à ce jour, en vertu de la soustraction de ce calorique par l'eau du bain.

Eh bien, s'il en était de même, il serait d'abord impossible de s'expliquer comment l'emploi du coton, qui favorise l'*accumulation du calorique* au lieu de le soustraire, éteint si promptement la douleur d'une brûlure; secondement, l'emploi de l'eau froide pour soustraire le calorique émané d'une brûlure serait un moyen fort imparfait, à coup sûr, puisque l'eau est un très-faible conducteur du calorique. De plus, il serait logique d'abaisser le plus possible la température de cette eau, pour lui donner une capacité de calorique plus grande ; or M. Magnin, qui partage l'opinion que je conteste, veut que la température de l'eau soit toujours maintenue entre treize et quinze degrés au-dessus de zéro.

Troisièmement, si la disparition de la douleur que cause une brûlure était un résultat de la soustraction du calorique, il arriverait qu'en retirant la partie de l'eau, après une ou deux heures d'immersion, par exemple, la douleur serait beaucoup moins vive qu'au moment de l'accident, puisqu'il y aurait eu déjà une assez grande quantité de chaleur soustraite. Eh bien, cela n'est pas, la douleur est alors tout aussi cuisante, si même elle ne l'est davantage. Aussi M. Magnin a-t-il grand soin de recommander de ne pas retirer la partie de son bain, avant cinq heures au moins d'immersion.

De tout cela, je crois être en droit de déduire, que ce n'est point la *soustraction*, mais bien l'*accumulation de la chaleur* qui guérit la brûlure; et que, quel que soit l'agent employé, l'on a agi dans ce cas en vertu de la loi des *semblables*.

Voyons maintenant votre troisième proposition : « Est-il vrai qu'il y a des diarrhées que l'on peut arrêter, soit par un médicament homœopathique, comme l'*ipecacuana* ou .l'*arsenic*, soit par un agent ayant un effet contraire, tel qu'un lavement contenant de l'*opium*; et que, réciproquement, il y a des constipations que l'on fait cesser par un médicament produisant la constipation, ou, au contraire, par des boissons, des aliments ou des lavements plus ou moins laxatifs? »

Il eût été grand besoin ici de bien spécifier les termes; d'indiquer, par exemple, les espèces de diarrhées que l'on peut indifféremment guérir, soit avec l'*arsenic* ou l'*ipecacuana* employés selon les règles de l'homœopathie, soit avec l'*opium* en lavement. J'aurais à souhaiter encore que vous eussiez à peu près déterminé la dose de cet *opium*, qui produit des effets si variés selon la quantité qu'on en ingère, et même selon la manière dont il est administré ; de cet *opium*, qui, par suite d'un défaut de précision dans les conditions que j'énonce, passe pour un somnifère dans l'école allopathique, tandis que nous partageons à son égard une des opinions professées par Brown : *Opium, me Herclé, non sedat.*

Mais dégageons la question de tout ce qui pourrait la compliquer, et supposons qu'il s'agisse d'une diarrhée ne dépendant ni d'une affection des organes abdominaux ou de la membrane péritonéale, ni de la présence d'entozoaires dans le tube intestinal, ni d'une perturbation des systèmes nerveux ou musculaire; enfin, d'une diarrhée dont la cause échapperait complétement, et qui constituerait à elle seule une entité morbide. Vous voyez que, pour vous donner toute satisfaction, je vais jusqu'à supposer presque l'impossible. A cette diarrhée donc vous opposez un lavement contenant quelques gouttes de *laudanum*, et les selles diminuent ou s'arrêtent. Que conclurez-vous de ce fait, basé sur des suppositions qui ne résisteraient pas au plus léger examen? Vous en conclurez que le *laudanum* a diminué ou arrêté les selles, en vertu de la propriété que possède ce médicament de déterminer la constipation. Je ne vous le nie pas; je suis même convaincu que ce résultat aurait lieu le plus souvent.

Mais seriez-vous bien rassuré sur les suites de cette médication? J'en doute, car vous connaissez trop bien votre pathogénésie de l'*opium* pour ignorer que, dans le cas dont il s'agit, vous
n'auriez basé votre traitement que sur les effets *primitifs* de ces
préparations, et que vous auriez à redouter l'apparition des
phénomènes *secondaires*, c'est-à-dire un redoublement de cette
diarrhée que vous auriez crue guérie. Et alors il vous faudrait,
comme cela se pratique en allopathie, augmenter successivement la dose de *laudanum* jusqu'à ce que des modifications
inquiétantes, provoquées ainsi dans d'autres appareils, vous
contraignissent de recourir à un autre agent médicamenteux.
Si je ne pouvais appuyer cette assertion que sur les travaux
de Hahnemann, je ne l'avancerais pas, par la raison que j'ai
donnée plus haut à propos de la congélation. Mais nos adversaires les plus illustres reconnaissent avec nous cette différence
qui existe entre les effets *primitifs* et les effets *secondaires* des
préparations opiacées. M. Trousseau a grand soin d'avertir
que si l'*opium* donné à hautes doses constipe au début, il finit
souvent par provoquer la diarrhée. C'est en vertu de la même
observation que Stoll prohibait les purgatifs après le traitement de la colique de plomb par de fortes doses d'*opium*, attendu que ce médicament lui paraissait suffire pour ramener
les garde-robes. C'est peut-être par le même motif que chez
cette dame dont on frictionnait l'abdomen avec du *laudanum*
vous provoquiez si facilement des selles par la simple olfaction
d'un globule d'*opium* dynamisé. En tout cas, cette constipation, déterminée par des embrocations de *laudanum*, était
bien peu tenace, puisqu'il vous suffisait, pour la vaincre, de
faire respirer un globule d'*opium* à la 6ᵉ atténuation.

Ne pouvant invoquer ni la pathogénésie de l'*opium* à haute
dose, qui, par l'organe de M. Trousseau, témoigne que la
constipation produite par ce médicament est suivie d'un phénomène opposé, ni le principe de la tolérance, que démentirait
l'observation de Stoll, sur quoi vous fonderiez-vous pour admettre
que les effets primitifs d'un lavement de laudanum ne seront
point remplacés par des effets secondaires diamétralement opposés? Il en serait absolument de même si vous tentiez de

combattre une insomnie par l'opium. Dans ce cas aussi, comme dans une diarrhée, le premier effet, l'effet primitif, serait d'endormir le malade; mais que produirait l'effet secondaire? Écoutons M. Trousseau : « Les propriétés hynoptiques de l'opium, dit-il, l'ont fait conseiller dans l'insomnie; ce médicament est, en effet, un des plus sûrs moyens de procurer du sommeil; mais le sommeil est ordinairement lourd, agité par des rêves pénibles, troublé par des réveils en sursaut; et, d'ailleurs, l'usage de l'opium devient bientôt une nouvelle cause d'insomnie, l'organisme ne pouvant se passer de l'action de cette substance; on se voit alors obligé de recourir à des doses successivement plus considérables; de là des troubles graves dans les fonctions de la vie animale et de la vie organique, troubles que font aisément pressentir les effets pathologiques de l'opium (1). »

Avez-vous quelques motifs plausibles pour admettre que l'*opium*, qui, dans l'insomnie, pour ne citer que ce phénomène, manifeste si nettement ses deux actions opposées, se bornera, dans la diarrhée, à ses effets primitifs? Jusqu'à ce que vous les ayez rigoureusement déduits, vous me permettrez de considérer cette médication de la diarrhée et de l'insomnie par l'*opium*, fondée sur la loi des *contraires*, comme une médication fort peu satisfaisante aussi bien dans son principe que dans ses résultats.

Il y a certaines diarrhées que vous pourrez guérir par un lavement de *laudanum*, de même que vous les guéririez aussi bien au moyen de l'*opium* administré par les premières voies. Mais, en examinant avec soin l'état du malade, en remontant à la cause de son affection, en vous enquérant des influences hygiéniques ou morales auxquelles il se trouve ou s'est trouvé soumis, en interrogeant les différents organes dont un trouble pathologique peut déterminer une diarrhée consécutive ou sympathique, vous vous convaincrez bientôt que le phénomène *diarrhée* ne jouait dans la maladie que le rôle de symptôme, de symptôme très-secondaire quelquefois; et, ayant vu dispa-

(1) *Traité de thérapeutique et de matière médicale*, t. II.

raître ce symptôme à la suite d'un lavement *laudanisé*, vous ne seriez aucunement fondé à dire que votre médication a été basée sur la loi des *contraires*, puisque ce n'est point avec le phénomène *diarrhée* que se serait établi votre rapport thérapeutique.

Telle serait, par exemple, une affection diarrhéique déterminée par une habitation dans les lieux humides. Un lavement au *laudanum* pourrait en triompher; pourquoi? parce que le propre des habitations humides est de débiliter la fibre musculaire, et qu'un des effets secondaires de l'*opium* est d'amener une excitation tonique dans les muscles de la vie végétative. Vous auriez agi, dans ce cas et principalement, en vertu d'un rapport de similitude établi d'après la *cause* entre l'*électivité* des effets.

Telle serait encore une diarrhée dont vous ne parviendriez pas à découvrir la cause et qui serait accompagnée d'accablement, de stupeur, de nausées et de vomissements; ce ne serait pas non plus le phénomène *diarrhée* qui constituerait ici l'un des termes de votre rapport, mais bien l'ensemble du tableau morbide; vous auriez établi sciemment ou à votre insu un rapport de similitude par *analogie* dans la *forme*, et non point un rapport d'opposition directe entre le symptôme *diarrhée* et l'agent curatif *opium*.

Passons à la réciproque. « Il y a, dites-vous, des constipations que l'on fait cesser par un médicament produisant la constipation, ou, au contraire, par des boissons, des aliments ou des lavements plus ou moins laxatifs. » Nous sommes d'accord sur le premier point, et, dans beaucoup de cas, ce sera même l'*opium* qui méritera la préférence, grâce aux effets secondaires que nous lui reconnaissions tout à l'heure. Quant au second, je suis encore obligé de vous le contester. Mais, laissant de côté les arguments théoriques, n'en appelant même pas à l'opinion des auteurs allopathes qui avouent, comme le fait M. Andral, que, dans la constipation même légère, les lavements laxatifs n'ont bientôt plus aucune espèce d'action, je me bornerai à vous rappeler ce nombre considérable de clientes parisiennes qui viennent chaque jour s'adresser à nous, pour être délivrées de ces constipations opiniâtres contre lesquelles ont échoué tous les laxatifs plus ou moins anodins de nos confrères, et que nous combattons avec un succès presque constant au moyen de l'*opium*, du *platine*, du *soufre* et de quelques autres médicaments.

Vous voyez à quels développements m'ont conduit ces faits que vous me présentiez comme si simples et à la portée de tout le monde; et encore ai-je dû me restreindre beaucoup. Non, il n'y a pas de faits simples en médecine; il y a même dans notre art fort peu de mots qui n'aient une grande valeur, et, comme l'a dit un de nos penseurs les plus profonds, c'est avec ces mots que l'on tue les hommes; on ne saurait donc y regarder de trop près.

Ces faits ne sont pas non plus, je le répète, aussi nombreux, Dieu merci! que vous le semblez croire. Si telle n'est pas votre opinion, si surtout je n'ai pas été assez heureux pour vous déterminer à consacrer désormais, au profit de la grande loi médicale dont je n'ai fait que tracer une esquisse, l'intelligence que l'on vous connaît, tracez un relevé de tous les cas où il vous semblera que la loi de *similitude* n'a qu'un avantage égal ou supérieur à celle des *contraires*. Vous me permettrez d'analyser cet inventaire, et nous verrions ensuite, ce qui resterait sous ce rapport aux enfants de Galien de l'héritage de leur aïeul.

Dans tout le cours de ce travail, je ne vous ai joint que pour vous combattre, et je l'ai trop vivement regretté, pour ne pas saisir avec satisfaction les occasions d'abonder dans votre sens qui me sont offertes en plusieurs endroits de votre réplique.

Je me déclare donc de votre avis, relativement à l'insuffisance de la *Matière médicale pure*, telle que Hahnemann nous l'a laissée. Je partage également votre opinion sur l'absence d'un *criterium* relatif à l'emploi des différentes atténuations, à celui des triturations et des globules. Je crois, en un mot, comme vous, que la doctrine homœopathique est encore au berceau. Mais qu'il ne nous suffise pas d'avoir indiqué ses imperfections, cherchons et réalisons les moyens de les faire disparaître le plus promptement possible.

Parmi ces imperfections, il en existe qui nous tiendront

longtemps en échec, sans doute; telles sont toutes les ques-
tions relatives aux atténuations. Mais il en est d'autres qu'il
dépendrait de nous de diminuer considérablement; je fais
surtout allusion à tout ce que la *Matière médicale pure*
nous laisse à désirer. Ce serait donc, à mon sens, la ré-
vision de la *Matière médicale* qui devrait nous occuper tout
d'abord. Mais une œuvre semblable ne se réalisera jamais
par des tentatives individuelles. Je le sais par expérience, ainsi
que tous ceux qui ont essayé sur eux-mêmes les substances
médicamenteuses connues ou nouvellement découvertes : il
faudrait de longues années à chacun de nous pour contrôler ou
fournir la pathogénésie de quelques médicaments, et encore ce
contrôle ou ces travaux originaux seraient-ils très-insuffisants,
puisqu'ils ne reposeraient que sur des unités de sexe, d'âge,
de tempérament, de constitution, de lieu, etc., toutes choses
qui impriment des cachets divers aux résultats de l'expérimentation pure, comme elles le font dans les maladies. Aujourd'hui
que la doctrine homœopathique a des représentants sur toutes
les parties du globe, il serait, je crois, possible d'établir l'expérimentation pure sur une échelle assez vaste pour satisfaire
à toutes les conditions désirables; ce qui fournirait, au bout de
peu d'années, les éléments d'une de ces œuvres que le temps
n'ose pas détruire, et qui inspirent au moins le respect aux gé-
nérations suivantes, à cause du but qui les a fait entreprendre
et du dévouement qu'elles ont exigé.

J'invoque enfin avec vous, dans l'intérêt même de notre doctrine, la liberté la plus complète dans l'expression de nos idées.
C'est déjà, ce me semble, avoir quelques droits à la bienveil-
lance que de les exposer franchement. S'il est quelques-unes de
ces idées qui nous choquent, souvenons-nous, avant de les
condamner, que les paradoxes de la veille ont souvent été les
vérités du lendemain; et, dans tous les cas, mettons en pratique cette pensée si juste : *Que la tolérance est le meilleur
remède contre la diversité des opinions.*

Avril 1856.

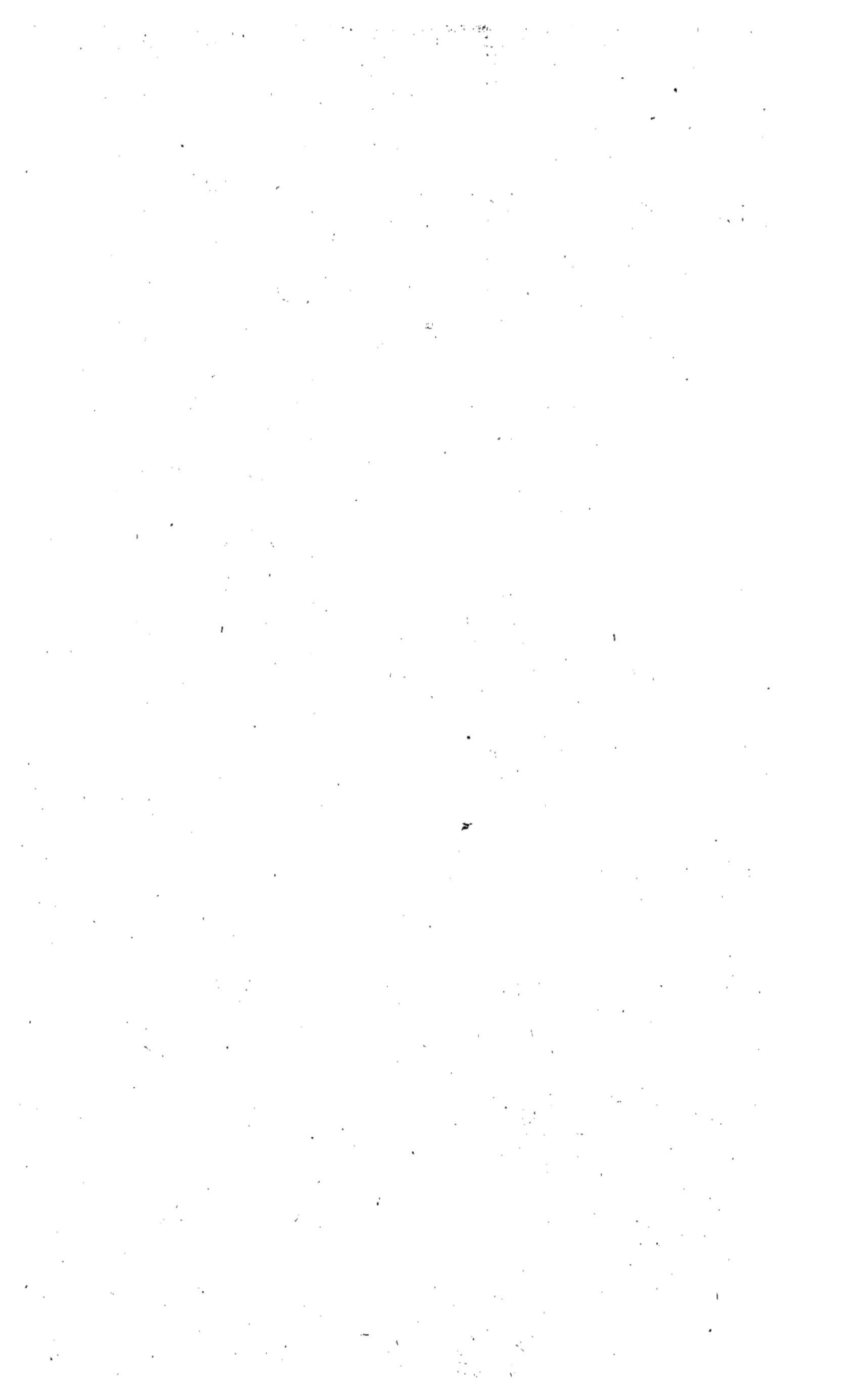